北京市住院医师规范化培训基地管理规范

北京市卫生和计划生育委员会科技教育处
北京医学教育协会 　编著

中国协和医科大学出版社

图书在版编目（CIP）数据

北京市住院医师规范化培训基地管理规范／北京市卫生和计划生育委员会科技教育处，北京医学教育协会编 . —北京：中国协和医科大学出版社，2017. 1

ISBN 978 - 7 - 5679 - 0745 - 4

Ⅰ. ①北…　Ⅱ. ①北…　②北…　Ⅲ. ①住院—医师—岗位培训—管理规范　Ⅳ. ①R192.3—65

中国版本图书馆 CIP 数据核字（2016）第 326973 号

北京市住院医师规范化培训基地管理规范

编　　著：	北京市卫生和计划生育委员会科技教育处	
	北京医学教育协会	
责任编辑：	左　谦　戴小欢	

出版发行：	中国协和医科大学出版社	
	（北京东单三条九号　邮编 100730　电话 65260431）	
网　　址：	www. pumcp. com	
经　　销：	新华书店总店北京发行所	
印　　刷：	北京佳艺恒彩印刷有限公司	

开　　本：	889 毫米 × 1194 毫米　1/32 开
印　　张：	1. 5
字　　数：	30 千字
版　　次：	2017 年 1 月第 1 版
印　　次：	2017 年 1 月第 1 次印刷
定　　价：	15. 00 元

ISBN 978 - 7 - 5679 - 0745 - 4

《北京市住院医师规范化培训基地管理规范》编委会

主　编： 宋　玫 （北京市卫生计生委科技教育处）

　　　　　贾明艳 （北京医学教育协会）

副主编： 石菁菁 （北京市卫生计生委科技教育处）

　　　　　李大蓉 （北京医学教育协会）

编　委： （按姓氏拼音排序）

　　　　　樊　洁 （首都医科大学宣武医院）

　　　　　韩庆烽 （北京大学第三医院）

　　　　　李利红 （首都医科大学附属北京朝阳医院）

　　　　　刘焕茹 （首都医科大学附属北京同仁医院）

　　　　　刘力戈 （首都医科大学附属北京友谊医院）

　　　　　路　阳 （北京大学人民医院）

　　　　　罗林枝 （北京协和医院）

　　　　　潘　慧 （北京协和医院）

　　　　　王　君 （中日友好医院）

　　　　　王　磊 （首都医科大学附属北京天坛医院）

　　　　　王　颖 （北京大学第一医院）

　　　　　王爱华 （首都医科大学附属北京儿童医院）

　　　　　王培中 （北京医院）

　　　　　王亚军 （首都医科大学宣武医院）

　　　　　郑　玉 （首都医科大学附属北京友谊医院）

　　　　　朱　斌 （首都医科大学附属北京世纪坛医院）

前　言

　　2013 年国家大力推行住院医师规范化培训制度，其中最重要的一项变革是：拟从事临床工作的医学院校毕业生必须到有认定资格的培训基地接受三年系统化、规范化培训。据此确立了培训基地在构建住院医师规范化培训制度框架中不容置疑的地位，因为具有培训条件和教学资质的培训基地是保障住院医师培训质量均质化的前提和基础。培训基地建设涉及方方面面，要协调各方共同为同一培训目标而努力，基地管理就显得至关重要。培训质量的提高，离不开培训基地管理的规范化和同质化。

　　编制本书的动因，源自 2015 年北京开展住院医师规范化培训基地动态评估。"十佳"示范培训基地的先进管理经验成为众多基地管理者的学习榜样。然而基地的评估结果显示，这十家基地的做法和优势却不尽相同，各有千秋。在基地建设的实践过程中，有许多管理者开拓创新，积累了宝贵经验；亦有不少新任管理者迫切希望得到指导，以便尽快进入管理状态。如何才能发挥先进基地的引领和示范作用，对那些成熟有效的经验推而广之，使其成为所有培训基地共同的财富呢？因此产生了集众家所长、编写一本培训基地管理规范的想法，并得到许多基地管理者的支持。

　　摆在读者面前的这本《住院医师规范化培训基地管理规范》看似简单，但编制成书的过程并不容易。本书由二十多位管理者共同参与编写，不仅联系工作中的实践，充分考虑规范的可行性，而且逐章逐段逐字地对内容进行讨论、推敲，几易其稿。文稿初定后亦多次征求培训基地意见，历经八个多月，方成始终。此书是多年来北京地区培训基地实践经验的总结和升华，是集体智慧的结晶。

这本书面向的读者，是住院医师规范化培训基地的管理人员，既包括医院领导、部门主管，也包括基地负责人、教学管理者和具体实施的其他工作人员。

我们希望本书能成为各培训基地管理者工作的实用手册。通过规范培训基地建设，提高基地管理水平，从而保障住院医师规范化培训质量。

而今，住院医师规范化培训制度建设依然在不断完善，管理规范也需要与时俱进，在改进基地管理的实践中不断进行丰富和完善，逐步走向精细化。期待大家在使用中提出宝贵意见，以备日后修订。

编者

二〇一六年十月

目　　录

第一章

机构设置与制度建设

本章涉及两部分内容：一是培训基地各级机构设置、人员组成及其职责，二是与培训有关的制度建设。

第一节　培训机构

培训基地是承担住院医师规范化培训的医疗卫生机构，为保证培训工作顺利落实，要建立三级组织管理机构。

一级机构为院级组织管理机构，应成立"医院毕业后医学教育委员会"。

二级机构为培训管理部门，包括培训主管部门与相关职能部门。

三级机构为专业基地所在科室培训管理小组。

各级培训机构组成及其职责如下：

一、医院毕业后医学教育委员会

医院毕业后医学教育委员会（简称"院毕教委"）是全面指导和管理住院医师规范化培训基地（含专业基地）的院级管理机构。

（一）院毕教委人员构成

院毕教委由院级领导、培训主管部门负责人、相关职能部门负责人、培训专家及住院医师代表组成。院长出任主任，主管副院长出任副主任。

（二）院毕教委主要职责

确定医院住院医师规范化培训的工作目标和基地建设发展规划；制定住院医师规范化培训的配套政策和相关制度、审批为落实培训工作任务而实施的相关方案；督导和检查住院医师规范化培训工作运行情况，保障培训质量；协调各相关职能部门，对住院医师培训工作给予多方保障支持；定期（每年至少一次）召开培训工作会议，研究解决培训中的问题。

（三）院毕教委主要负责人职责

1. 毕教委主任 是住院医师规范化培训的第一责任人。对培训中的重大事项做出决策，调动医院各种资源对住院医师培训工作给予人力、财力、物质等方面的保障与支持，确保医院与住院医师签订的培训合同落实到位。

2. 毕教委副主任 在院毕教委主任的领导下，全面负责医院的住院医师规范化培训工作。组织落实教育发展规划、培训工作目标、培训基地和专业基地建设及师资队伍建设；对住院医师培训与考核工作的实施情况进行指导和监督；负责组织和召集毕业后医学教育委员会工作会议，保证住院医师规范化培训经费的合理使用，及落实住院医师的待遇。

二、培训管理部门

培训管理部门是实施医院住院医师规范化培训各项工作的组

织机构，分为培训主管部门和相关职能部门。

（一）培训主管部门

培训主管部门一般设在医院教育处或科教科，亦可为专门设置的毕业后教育办公室，负责住院医师培训的日常组织与管理，完善相关培训制度，督查各专业基地培训开展况和培训档案建设情况，并进行年度检查和评估。

培训主管部门设正、副职负责人和专职管理人员，专职管理人员与培训人数至少按1∶100比例配置，其分工和职责根据医院实际情况确定。

（二）相关职能部门

相关职能部门指与住院医师规范化培训有关的党团组织和人事、医政、财务、后勤等职能部门。依据国家和北京市关于住院医师规范化培训制度的政策和规定，配合培训主管部门，分工合作、共同做好培训管理工作。

1. 党团组织　负责住院医师党团员相关管理工作。

2. 人事部门　负责与委托培训和自主培训的住院医师签订培训协议，按政策规定为住院医师发放劳动报酬等。

3. 医政部门　负责住院医师的依法执业管理及相关法律法规、医疗制度的培训，与培训主管部门共同安排住院医师的临床实践和相关临床能力的培训等。

4. 财务部门　负责住院医师培训经费的监管。

5. 后勤部门　负责住院医师的基本生活、住宿及学习条件的保障。

三、专业基地培训管理小组

专业基地培训管理小组是科室层面负责住院医师专业培训实

施的管理组织，由专业科室和相关轮转科室负责人、教学秘书（干事）组成，实行专业基地主任负责制。

1. 专业基地主任　是全面落实培训任务的主要责任人，可设专业基地副主任协助主任工作。其职责是组织制定本专业基地的管理办法、师资培训计划、住院医师培训方案和计划；保证专业基地的基本条件（包括门急诊量、收治患者数、病种和数量、技能操作种类和数量等）能够满足培训需求；组织培训活动和出科考核、定期督查、评估轮转科室培训和指导医师带教情况并及时反馈；定期召开本专业基地住院医师培训工作会议，研究和解决培训中的问题。

2. 轮转科室主任　执行专业基地制定的培训方案或计划，落实本科室门急诊量、收治患者数、病种及数量、技能操作种类及数量等；负责组织和管理轮转本科室的住院医师开展临床工作、培训活动和出科考核；安排指导医师，组织师资培训；定期召开本科室住院医师培训工作研讨会议。

3. 教学秘书（干事）　落实专业基地培训方案，制定住院医师轮转计划；组织入科教育、临床训练、教学查房、病例讨论、专题讲座等培训活动；检查《培训登记手册》填写和《培训考核手册》保管使用情况；定期组织住院医师出科考核和培训评价。

第二节　培训制度

培训基地管理制度是在国家和北京市住院医师规范化培训制度的框架下，培训基地结合本医院和专业实际情况，制定并发布的一系列住院医师培训的规章制度，不仅要适合基地管理需求，切实可行，还要与时俱进，适时进行修改、更新和完善。

一、培训制度要目

培训制度涉及培训、人事、医政、财务、后勤等方面。培训基地必须具备的基本制度包括培训基地管理制度和专业基地管理制度，其要目如下：

（一）培训基地管理制度

1. 住院医师规范化培训实施办法（或基地管理制度）

2. 指导医师管理制度

3. 住院医师培训管理制度

4. 住院医师考核制度

5. 住院医师日常管理制度

6. 培训评价、反馈与持续改进制度

7. 培训奖惩制度

8. 培训保障制度

9. 培训档案管理制度

（二）专业基地管理制度

1. 专业基地（包括轮转科室）管理规定或实施办法

2. 入科教育制度

3. 各类培训和课程的相关规定

4. 临床带教制度

5. 培训档案管理制度

二、管理制度编写要素

根据政府对住院医师规范化培训的管理要求、培训基地评估指标和一些示范基地的管理经验，提出编制管理制度时需考虑的基本核心要素和重要内容，供各培训基地酌情参考。

（一）住院医师规范化培训实施办法（或基地管理制度）

此文件为培训基地管理的纲领性文件。编制时应参照上级文件精神，制定适用于本基地且符合上级文件要求的基本工作原则、机构及其职责，满足基地管理、师资管理、学员管理、质量管理、支撑条件等方面的基本要求。

1. 基地建设条件　轮转科室设置、医疗、师资、教学等条件须符合住院医师规范化培训基地要求。

2. 组织管理　设立三级组织机构：

（1）院毕教委：明确人员构成及其职责；建立委员会工作机制，包括定期换届改选、成员变更、例会制度等。

（2）培训管理部门：明确主管部门责任人、分工，与相关职能部门协同会商机制等。

（3）专业基地培训管理小组：明确组织建制，明确专业基地主任和各级培训管理干部职责。

3. 师资队伍建设　负责对师资配备比例、指导医师条件、资格认定、师资培训、绩效考核及奖惩等提出要求。

4. 培训过程管理　负责对岗前培训、入科教育、住院医师培训（包括素质教育、专业理论、专业技能和培训过程考核等）提出要求。

5. 评价与奖惩　明确培训质量评价的要求及对专业基地或培训科室、指导医师、住院医师的奖励及处罚办法。

6. 其他保障措施　明确人事管理、医政管理、财务管理和后勤管理等制度。

（二）　指导医师管理制度

依据《北京市住院医师规范化培训指导医师管理办法》，实行指导医师资格认定和持证上岗制度。制定医院的分层分级师资培训、绩效考核制度和奖惩办法。

（三）　住院医师培训管理制度

1. 招录　明确招录计划制定原则、招录程序、招录考试要求、培训年限认定原则、协议签署。

2. 临床轮转管理　明确轮转计划制定、实施保障、督导检查等规定。

3. 各类培训的管理　明确岗前培训、入科教育、各类查房、病例讨论、讲座、技能训练等及参加的频次、考勤、学分和学习纪律等要求。

（四）　住院医师考核制度

住院医师规范化培训考核分为过程考核和结业考核。培训基地应建立考核制度，培训主管部门负责组织、指导、协同和监督。专业基地应建立由基地负责人、轮转科室负责人和指导医师组成的考核小组，按照制度要求实施考核。

培训过程考核由专业基地和培训基地负责实施。考核制度应明确日常考核、出科考核和年度考核的目的、内容、形式、时间、要求、考核结果反馈和不合格的处理等实施办法。

结业考核由培训基地配合全市统一组织完成。培训基地管理部门负责资格初审和报名等。

（五）　住院医师日常管理制度

1. 考勤和请假制度　制定考勤要求、请假程序、准假权限及违规处理等。

2. 薪资标准制定　制定绩效工资、值班费等发放规定与标准。

3. 住宿管理　制定申请住宿条件、办理程序及管理要求等。

（六）评价、反馈与持续改进制度

评价对象包括培训基地（含专业基地、轮转科室）、指导老师和住院医师三方面。可规定评价频次、参评人员、评价标准、内容、方法、反馈和处理要求。

（七）培训奖惩制度

明确奖励对象、名称、条件、程序、时间和方式等，视违规的情节严重性给予相应的处理办法。

（八）培训保障制度

1. 人事管理　明确人事管理的主体和责任。负责与委托培训和自主培训的住院医师签订培训协议，按政策规定为住院医师发放劳动报酬；负责与就业单位签订委托培训协议，与劳务派遣公司签订劳务派遣协议。

2. 医政管理　明确医政部门对住院医师在培训期间的执业资格登记、执业地点变更、处方权授予和医疗纠纷处理等的管理责任。负责对住院医师进行相关法律法规、医疗制度的培训，与培训主管部门共同安排住院医师的临床实践和相关临床能力的培训。

3. 财务管理　应设立专门账户、专款专用。明确经费支出的项目、标准、报批流程和支出凭证；严格执行财务预算，严禁政策制度规定外的支出或超标支出。

4. 后勤管理　后勤管理部门负责住院医师在规范化培训期间的职责分工和相关事务的办理。

（九）会议制度

三级会议制度，包括会议频次、参加人员、主题、内容、记录等。

（十）档案管理制度

明确存档范围及保管年限，并对数据进行收集、整理及汇总等。

（十一）专业基地（包括轮转科室）管理规定或实施办法

1. 专业基地培训管理组织设置、人员构成及分工。

2. 培训过程管理的内容和要求。

3. 科室各类教学活动内容及要求。

4. 住院医师的考核与评价。

5. 指导医师的培训、考核和管理。

6. 资料和档案的管理。

第二章

培训实施

第一节　招录

　　招录是住院医师进入培训基地后开始规范化培训的第一步，本节阐述了从招录计划制定到完成招录的全部工作流程。

一、制定招录计划

（一）招录计划申报

　　专业基地根据培训床位数、收治患者数、门急诊量、师资带教能力，以及基地认定时核定的住院医师容量等多方面因素提出当年招生计划，并向培训基地申报。

（二）招录计划审核

　　培训基地审核各专业基地申报的招录计划，审核时要考虑本科生、研究生、进修生等各类教学对培训容量的影响，拟定当年招录计划，上报北京市卫生和计划生育委员会审批。

二、招录流程

（一）发布招录通知

　　北京市卫生和计划生育委员会在"北京市住院医师规范化培

训管理系统"发布年度住院医师招录通知及审批后的招录计划。

（二）招录考试

培训基地按录取批次在网站公布招录考试通知，内容包括时间、地点、考试形式及需携带的相关材料等，对申请参加培训的住院医师进行招录考试，考查住院医师的综合能力。

1. 考试形式　笔试、面试或技能操作等。

2. 考试内容　考核综合素质、专业知识和临床技能等。

3. 考核小组　由 3 名以上具有高级职称、住院医师带教经验的指导医师及培训管理人员组成。

4. 录取原则　根据招录考试成绩及招生计划，择优录取，确定招录名单。

（三）认定培训年限

培训年限一般为三年。对有临床实践经历的拟录取学员，按照《北京市住院医师规范化培训管理办法（试行）》有关规定，根据学员提供的临床实践经历证明材料和招录考试临床综合能力测评结果，认定实际培训年限，并报北京市卫生和计划生育委员会核准。

（四）告知招录结果

培训基地在各批次志愿录取时段内完成录取，并告知拟录取学员认定的培训年限及相关要求。

培训基地向北京市卫生和计划生育委员会上报招录结果，提交学员录取名单及相关审查材料。

（五）学员报到

学员按规定时间到培训基地报到并办理相关手续。

1. 签署培训协议　培训基地应于招录工作结束后一周内与培训

学员签订培训协议。培训协议应包含培训基地与培训学员的基本信息，培养年限及双方的权利与义务；培训基地安排自主培训人员与劳务派遣公司签订劳动合同，培训基地与劳务派遣公司签订劳务派遣协议；委托培训人员与就业单位签订聘用或劳动合同，培训基地与就业单位签订委托培训协议。

2. 建档　住院医师填写《住院医师信息登记表》，并提供本人照片及身份证、学历及学位证书、医师资格证书等相关材料复印件，交由培训基地建档留存。

3. 办理相关证件　培训基地协助学员办理工资卡、胸卡、学分卡、饭卡、图书借阅证及开通网络权限等。

4. 办理执业变更手续　已取得《医师执业证书》的住院医师，应当办理变更注册。

5. 发放手册　向学员发放《培训登记手册》，要求住院医师妥善保管并及时填写；向专业基地发放《培训考核手册》，该手册由培训主管部门和专业基地共同管理，填写首页后由专业基地收回，由教学秘书（干事）保管，不与住院医师见面。

若学员因各种原因未报到，应及时向北京市卫生和计划生育委员会反馈。

第二节　岗前培训

新住院医师须参加岗前培训并通过考核后，方可按轮转安排进入专业基地培训。岗前培训由培训主管部门组织相关职能科室和临床医技科室共同完成。

一、制定岗前培训计划

培训基地应在新学员报到前，由培训主管部门制定岗前培训计划。

培训时间一般不少于 5 天，培训内容包括：

1. 综合素质　包括医院简介、培训要求、医德医风、法律法规、管理制度、医疗安全及人际沟通等。

2. 通用技能　包括图书馆资源使用、医疗文书撰写、医师工作站使用、感染管理及医保制度等。

3. 基本临床技能　包括体格检查、常用穿刺技术、无菌术及心肺复苏技术等。

二、岗前培训实施

岗前培训由培训主管部门负责实施。

岗前培训授课教师由培训主管部门、专业基地及相关处室提前商定、遴选。

提前准备岗前培训所需的场地、设施设备及相关教材或讲义。

建立班级管理模式和联络方式，做好岗前培训考勤登记。

整理收集岗前培训课件和各种培训资料，及时归档。

三、岗前培训考试

岗前培训应设立考试环节，了解培训效果。

确定考试内容和形式；遴选和组织考官进行命题，有序实施。

考试结果及时向学员及专业基地反馈，考核不通过者应补考。

考核成绩计入学员培训档案，考核资料存档。

四、其他岗前培训活动

可利用岗前培训的时间开展拓展训练等其他活动。

第三节　培训科室轮转

住院医师完成入院岗前培训后，可进入专业基地进行科室轮转培训。

一、制定轮转计划

轮转计划由各专业基地制定并负责落实。

轮转计划应按照各专业培训标准的要求和培训人员数量，科学合理地进行编制。减免培训年限的住院医师，依据"填平补齐"的原则确定轮转计划。

轮转计划应严格遵循培训标准的要求，明确轮转科室、转科时间、入科及出科时间。轮转顺序应服从专业基地的整体安排。

轮转计划应适时发放给学员和相关轮转科室。培训基地定期督查轮转计划落实情况。

二、学员入科

（一）入科登记

科室教学秘书（干事）应为新报到的住院医师做好入科登记，填写入科登记本。未按时入科报到的学员，科室教学秘书（干事）应在 24 小时内上报培训主管部门。

（二）入科教育

入科教育由培训科室指定教学秘书或其他人员完成。

入科教育内容包括：

1. 科室情况介绍（学科特点、学术特色、科室人员、师资结构、指导医师安排），熟悉科室环境、科室规章制度、工作安排和流程、劳动纪律、值班要求等。

2. 培训及考核要求、学术活动安排（教学查房、病例讨论、小讲课等）、医疗文书书写注意事项、突发应急事项的处理等。

3. 具有专科特色的临床基本技能操作。

上述培训资料应存档。

（三）安排指导医师

专业基地或轮转科室负责人根据住院医师培训要求为学员安排指导医师。

学员入科后，应主动与指导医师交换联系方式，保持沟通。

第四节　基于医疗实践的培训

住院医师培训在专业基地各轮转科室的实践工作中进行。以下要求以临床科室病房日常工作为基础，医技科室参考执行。

一、医疗实践基本要求

轮转期间住院医师必须参加临床实践。轮转科室需按照培训标准要求，安排住院医师管理床位、完成规定的病例病种和技能操作。

培训基地需落实第一年住院医师 24 小时负责制。所有住院医师均应留下联系电话。除上班和值班时间外，主管的患者如有病情变化和需要抢救，应随叫随到。

住院医师要遵守科室工作纪律：在交接班前半小时进入病房，巡视自己主管的所有患者，做好主治医师查房前的一切准备工作；

在上级医生的指导下开具医嘱；离开病房前要进行巡视，向值班医师交待后方能离开；值班时新收的患者，需按规定时间完成首次病程记录，早交班时报告病历摘要、当前病情，提出需要解决的问题，并在 24 小时内完成病历书写。

轮转到临床专业科室的住院医师，必须按照培训标准要求进行临床实践。非临床专业住院医师是否管床，由非临床专业基地与轮转临床科室商定。

二、接诊患者

接诊患者是临床实践工作的基础，是采集信息的重要手段，是医患沟通的重要环节，是培养临床思维的重要途径。

住院医师接诊患者分为病房和门、急诊等不同场所。

在病房，应对入院患者认真、系统地进行病史采集及全面的体格检查，判读各种辅助检查结果，进行综合归纳分析，做出进一步检查和诊断治疗决策。指导医师对新上岗的住院医师，要认真带教至规范熟练为止。

在门、急诊，应严格遵守首诊负责制，在规定时间内，完成对患者的病史采集和重点体格检查，及时进行病情判断和处理，根据患者病情及时请示上级医师。

三、病历书写

（一）病历书写培训

医院和科室应根据国家《病历书写基本规范》、《病历书写基本规范实施细则》等，结合具体病例，定期对住院医师进行病历书写的专题培训。

指导医师要指导住院医师规范书写病历和临床常用的医疗文书。住院医师要根据培训标准和医疗工作要求手写住院病历，指导医师要及时进行修改和辅导。

（二）病历书写质控

住院医师病历书写质控，主要有两个环节：

1. 科室指导医师　应及时对住院医师书写的病历进行检查和修改，发现问题及时反馈，不合格的必须重写。对病历书写反复出现问题的住院医师，指导医师应向科室教学秘书（干事）及专业基地主任反映，并进行针对性辅导。

2. 医院病案室　对终末病历进行质量控制，并将结果及时反馈给科室。有条件的医院可组织专家点评终末病历，在全院进行展示交流。

四、临床实践技能培训

（一）专业技能培训

专业基地或轮转科室按照培训标准要求，明确住院医师在专业范围内应掌握的临床技能操作项目，如内科的心电图、外科的手术技能等。

住院医师初次进行某项操作时，指导医师要详细讲解和示范，在指导医师督导下完成一定例数并确认合格后，方可独立操作。不能达到实践技能操作要求的住院医师，应及时对其进行针对性辅导。

培训标准中要求的临床技能操作，若病例偏少或难度较大不能满足培训，指导医师应及时向上级医师反映，寻找适宜的培训方法给予补足。

培训基地医院应建立临床技能模拟培训中心，购置培训设备，建立管理制度，并设专人管理。同时组织专家进行课程设计，按需对住院医师进行模拟临床技能培训。

（二）辅助检查培训

专业基地或轮转科室可根据临床工作需要联系相关医技科室，进行辅助检查方法和结果判读等培训，以提高住院医师合理有效运用辅助检查的能力。

五、医疗查房和临床病例讨论

（一）医疗查房

包括住院医师查房、主治医师查房、主任医师查房和科室大查房。

1. 住院医师查房　住院医师对所管患者每日应至少早晚各查房一次。对于危重患者，住院医师应密切关注病情变化并及时处理，必要时请示上级医师。节假日来院查房，按医院和轮转科室要求执行。

2. 主治医师查房　每周至少两次，由主治医师带领住院医师对所管患者进行系统查房。尤其要对新入院、急危重症、诊断不明确、治疗效果欠佳的患者进行重点检查与讨论。

3. 主任医师查房　每周至少一次，重点解决疑难病例，审核新入院、急危重症患者的诊断和治疗计划，决定重大手术及特殊检查治疗，并结合具体病例进行教学。

4. 科室大查房　每月至少一次，由科主任组织，要求包括住院医师在内的全体医师参加，研究解决危重疑难病例和复杂手术的诊治问题。

（二）临床病例讨论

包括疑难病例、术前病例、死亡病例以及多学科病例讨论。

1. 疑难病例讨论　由科主任或主治医师主持，住院医师及相关人员参加，对诊断不明确、治疗效果欠佳的病例认真进行讨论，尽早明确诊断，提出治疗方案。

2. 术前病例讨论　由科主任或主治医师主持，手术医师、麻醉医师、护士长、护士、主管住院医师及相关人员参加，通过讨论定出手术方案、术后观察事项、护理要求等。所有手术都应进行术前讨论，特别是重大、疑难及新开展的手术，必须进行讨论。讨论情况需记入病历。

3. 死亡病例讨论　由科主任或专业组长主持，相关人员参加，主管的住院医师必须参加，必要时，医务处派人参加。死亡病例（突然死亡、死因不明、有医疗纠纷、一般死亡病例）讨论，一般在死亡后一周内召开，尸检病例在病理报告后两周内进行，特殊病例应及时讨论。讨论情况整理后收入病历。

4. 多学科病例讨论　根据病例具体情况，由几个学科联合举行。讨论前必须做好充分准备，主办科室应整理有关材料，形成病历摘要，事先发给参加讨论的人员。讨论记录可以全部或摘要归入病历。

临床病例讨论应明确主讲人资质，对指导医师要进行病例讨论培训（案例教学），并监督病例讨论实施情况和教学效果。有条件的基地可组织评比。

第五节　临床培训活动

临床培训活动是针对住院医师所开展的门、急诊实践，临床教学查房，专题培训和住院医师报告会等活动。

一、门、急诊实践

专业基地应根据本专业特点和培训标准要求，安排门、急诊实践，使住院医师掌握常见多发病的诊治，以弥补病房病种病例的不足。所有专业住院医师必须完成急诊急救的培训。

提倡培训基地创造条件，配备指导医师，开设教学门诊。

二、临床教学查房

专业基地及轮转科室必须建立并执行临床教学查房制度。

临床教学查房区别于针对在校实习学生的教学查房，是在医疗查房的基础上，按照培训要求，结合具体病例，密切联系临床实践，运用多种灵活形式、有的放矢进行的临床教学活动。其重点在于临床知识的运用和对诊疗能力的培养。指导医师临床教学查房水平的高低决定了住院医师的培训质量。

临床教学查房应在床边进行，每月至少 2 次。明确主讲人资质，由指导医师选择能充分体现对住院医师临床能力培养、符合培训标准要求的典型病例，进行临床教学查房。查房前做好准备工作，包括参加人员、病历、患者、场地及查房物品准备。查房资料要留存归档。

培训基地可对临床教学查房实施情况和教学效果进行督导检查，有条件的基地可组织临床教学查房评比，促进相互间交流，提高师资临床教学查房能力。

三、专题培训和学术活动

1. 专业讲座　每两周至少一次，由科室或医院统一组织，安排指导医师系统授课。按住院医师培训标准要求，培训主管部门制定相应计划，确定讲座内容。相关资料应及时存档。

2. 小讲课 指导医师结合临床实际工作，充分利用碎片化时间，随时进行相关知识的讲解。

3. 学术活动 基地定期举行学术活动，要求住院医师参加。住院医师要结合学术活动主题，主动进行文献复习。

4. 带教能力培训 高年住院医师可结合临床工作安排带教活动，承担对实习医师和见习医师的教学责任。医院和专业基地要对其进行带教内容、带教方法等教学能力的培训。

5. 其他培训相关活动

（1）住院医师报告会：旨在提高住院医师的文献学习能力、临床思维的归纳总结及汇报能力，增加住院医师对疾病诊疗决策的学习机会。各专业基地可根据自身条件举行报告会，由指导医师选择主题，组织住院医师围绕主题检索和阅读本专业相关文献，轮流指定住院医师重点汇报，全体住院医师讨论，指导医师点评和总结。

（2）职业精神培养：医院或科室为住院医师组织青年医师大讲堂、志愿服务等形式多样的社会公益活动，意在培养住院医师高尚的医德、强烈的社会责任感和对患者的爱心，使人文精神与专业能力全面发展。

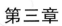

第三章

指导医师管理

住院医师规范化培训指导医师是培训基地相关科室内负责对轮转至本科室的住院医师进行思想和业务指导的在职医师，包括临床和社区带教师资及管理人员。

北京市卫生和计划生育委员会负责制定指导医师的基本条件、基本职责和聘任程序，进行指导医师备案、组织开展培训和监督管理。

培训基地应按《北京市住院医师规范化培训基地管理办法》文件要求，建立指导医师队伍，并加强师资培训和管理，不断提高师资带教水平。

第一节 指导医师的条件和职责

一、指导医师条件

1. 遵纪守法，具有良好的职业道德，治学态度严谨，能以身作则、为人师表，热心于为国家培养医学人才。

2. 熟悉住院医师规范化培训相关政策制度和培训标准，能依据培训要求认真履行指导医师职责。

3. 熟悉本专业系统的理论知识，具有丰富的临床工作经验，能规范、熟练地进行本专业技能操作，具有较强的教学意识和带教能力。

4. 具有大学本科及以上学历并取得主治医师及以上专业技术职务，或具有大学专科学历并取得副主任医师及以上专业技术职务（其中全科医师规范化培训基层实践基地的指导医师可为大学专科学历并取得主治医师及以上专业技术职务）。

5. 符合培训基地规定的其他条件。

二、指导医师职责

1. 督促住院医师遵守医疗法律法规，严格执行医院的各项规章制度。

2. 对住院医师的临床实践和品德修养进行全面指导。

3. 按照培训标准和基地制订的培训计划开展临床带教工作。

4. 指导住院医师依据诊疗规范开展诊疗活动，定期检查各项培训指标完成情况。

5. 客观地对住院医师进行评价与考核。

6. 积极参加指导医师培训，不断提高人文素养，提升医疗、教学和研究能力。

第二节　指导医师的配备与认定

一、指导医师配备

专业基地应配备有正高级职称和 45 岁以下的指导医师，临床带教师资的中高级职称比和师生比应达到《住院医师规范化培训基地认定标准（试行)》各专业基地细则的要求。

二、指导医师聘任程序

指导医师实行聘任制，按照以下程序聘任：

1. 本人提出申请。

2. 专业基地初审，提交培训基地主管部门。

3. 培训基地审核申请人基本条件，开展岗前培训和考评，合格者聘为指导医师。

4. 《北京市住院医师规范化培训指导医师管理办法》颁布之前，已完成岗前培训，考评合格并具有指导住院医师经历的医师，本人提出申请后，培训基地可直接聘任。

5. 培训基地将指导医师聘任相关信息报送北京市卫生和计划生育委员会备案。

6. 被聘为指导医师者由培训基地颁发市卫生计生委监制的《北京市住院医师规范化培训指导医师聘书》。

第三节　指导医师的培训与管理

一、指导医师培训

培训基地要制定指导医师的培训规划和年度计划，实施分级培训。

培训基地和专业基地应对本单位师资开展岗前培训、日常培训和考评，主要以提高指导医师带教能力为目的，可采取院内外相结合的方式，以多种途径和形式、多渠道展开。

　　岗前培训包括住院医师规范化培训的相关政策法规、专业培训标准和带教基本功等；日常培训和考评内容包括指导医师的带教能力、工作业绩和住院医师评教情况等。

　　培训基地和专业基地应积极组织指导医师按要求参加市级或国家级师资培训，须注重骨干师资队伍建设，并充分发挥其骨干作用。

二、指导医师管理

　　1. 建立指导医师档案　含指导医师基本信息和培训带教情况，并及时更新。

　　2. 建立教学绩效考核制度　将指导医师带教工作情况纳入个人和科室绩效考核内容，根据考评情况发放带教补贴，并在评优、评奖和职称晋升等方面优先考虑。

　　3. 建立教学奖惩制度　定期对指导医师的带教能力及带教效果进行评定。对带教能力强、成绩突出的指导医师给予奖励；绩效考核或带教评价不合格或违反相关规定的指导医师，予以批评教育、解聘指导医师资格等处理。

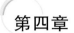

第四章

培训考核

◆ ------------------------------------ ◆

　　培训考核是评价住院医师规范化培训质量的重要手段。

　　住院医师规范化培训考核包括过程考核和结业考核。培训过程考核由专业基地和培训基地负责实施，结业考核由培训基地配合全市统一组织完成。

　　培训基地应建立考核制度，由培训主管部门负责组织指导、协同和监督。专业基地应建立由基地负责人、轮转科室负责人和指导医师组成的考核小组，按照制度要求实施考核。

第一节　培训过程考核

　　培训过程考核包括日常考核、出科考核和年度考核。

一、日常考核

　　日常考核是在临床实践培训过程中对培训对象进行的考核，主要测评住院医师的临床综合能力，由专业基地和轮转科室根据培训计划，组织指导医师完成。

　　1. 考核内容　包括职业素质、临床思维能力、规范诊治和决策能力、沟通能力等临床技能操作能力。

2. 考核要求 科室轮转期间，根据培训情况完成日常考核，作为出科考核的必备条件。

3. 考核形式 可采用医疗文书撰写检查及 Mini - CEX（迷你临床演练评估）、DOPS（直接观察操作法）、SOAP 病历汇报等。

4. 考核反馈 日常考核属于形成性评价的范畴，必须对住院医师反馈考核结果，使学员能够及时了解自身的优、缺点。指导医师应根据学员存在的不足，给予针对性培训和指导，必要时调整培训方案，以达到预期培训效果。

二、出科考核

出科考核是轮转科室在住院医师出科前对其进行的考核，由专业基地考核小组实施，培训基地负责监督管理。

考核小组由专业基地负责人、轮转科室负责人和指导医师组成。评定临床能力考核成绩时，住院医师的指导医师要回避。

1. 考核内容 轮转科室教学秘书（干事）负责检查住院医师的《培训登记手册》填写是否完整、真实；考核小组对住院医师的培训时间、医德医风、培训完成情况及临床综合能力等进行全面测评。

2. 考核形式 包括笔试、口试、多站考核及 360°评估等。

3. 考核结果 考核小组在《培训考核手册》相应科室出科考核记录中填写测评成绩，指导老师书写评语并签字。

出科考核是阶段性终结评价。住院医师出科考核合格，进入下一个科室轮转；出科考核不合格者，择期补考；补考不合格者，应延长培训时间，重新轮转。

住院医师若在所有轮转科室的出科考核中合格并完成培训标

准要求的各项内容，认定任务过程考核合格。

三、年度考核

年度考核是由培训基地和专业基地共同组织当年的统一考核。

1. 考核内容　包括专业基础知识和临床综合能力等。

2. 考核方法　可根据各专业特点，设计考核方法和形式，可为笔试、口试或实际操作，亦可设计为多站式考核。

3. 考核结果　专业基地应对考核结果进行分析总结，并向学员反馈。年度考核不合格者，应择期补考；补考不合格者，应延长培训时间。

第二节　结业考核

结业考核是衡量培训整体效果的终结性综合评价，分为结业笔试及临床实践能力考核两部分，由北京市卫生和计划生育委员会组织实施。各专业基地的在培住院医师参加结业笔试及临床实践能力考核的通过率，作为评价专业基地培训质量的重要指标之一。

一、结业考核报名

已通过国家医师资格考试，且过程考核合格的住院医师，可于完成住院医师规范化培训当年，通过其所在培训基地向北京市卫生和计划生育委员会提出参加结业考核的申请，并按规定提供学历、学位证书和执业医师资格证书的复印件，《培训登记手册》及《培训考核手册》等材料。

　　培训基地对申请结业考核的住院医师进行资格初审，查阅《培训登记手册》和《培训考核手册》，审核培训完成的情况，包括轮转科室、病种病例数、手术及技能操作数、公共课程学分，以及出科考核成绩和年度考核成绩，考勤和医德医风等。

　　初审合格者，培训基地签字盖章后，将申报材料报送北京市卫生和计划生育委员会统一审核，通过者办理准考证。

二、结业考核实施

　　结业笔试及临床实践能力考核，在北京市卫生计生委认定的考核基地进行。

三、结业考核结果

　　通过住院医师规范化培训结业考核的培训对象，可获得《住院医师规范化培训合格证书》，由培训基地协助住院医师申请领取。未通过结业笔试或临床实践能力考核者，按北京市卫生和计划生育委员会有关规定，次年可申请参加补考。完成培训后三年内未通过结业考核者，需重新参加住院医师规范化培训，相关费用由个人承担。

第五章

培训评价

◆━━━━━━━━━━━━━━━━━━━━━◆

　　培训评价是对住院医师规范化培训中的不同对象和阶段进行评价，旨在及时发现培训中的问题，督促培训对象和培训基地及时调整培训方案，落实培训计划，保证培训质量。要建立定期进行质量监控的长效评价机制，做到有章可循，确保实施。

第一节　评价对象与主体

一、评价对象

　　按人员分为住院医师和指导医师（包括带教师资和管理人员）。按单位分为培训基地、专业基地、轮转科室和就业单位。

二、评价主体

　　评价主体是指参与制定政策、设计培训方案和实施培训活动的单位和人员，包括专业基地和轮转科室负责人、教学秘书（干事）、指导医师、住院医师、护理人员、患者和家属，以及就业单位有关人员。

　　评价主体的角色分为评价者与被评价对象，在不同的评价中角色可以互换。

第二节 评价依据和标准

一、评价依据

国家和北京市住院医师规范化培训的相关政策和文件等。

二、评价标准

国家和北京市制定的培训基地或专业基地评估指标体系。

针对不同评价对象和评价目标编制的详细评价标准。

评价内容应注意科学性和可行性，定量与定性相结合，真实、客观反映情况。

第三节 评价方式与实施

一、评价方式

1. 日常巡查、定期检查、抽查和互查
2. 调查问卷
3. 召开座谈会、随机访谈
4. 现场考查
5. 查阅相关资料

二、评价前准备

1. 遴选评价专家，组建评价团队。
2. 开展评价前培训 培训内容包括评价目的、评价态度、评价标准和方法，以保证评分的公平一致；开展较大范围的评价，必要时进行预评，以矫正评价指标及评价者的差异性。

三、评价实施

对被评价对象进行全面客观的评价，包括一般情况、优点和不足等。评价方要对评价过程进行指导和监控，及时总结分析。各种评价资料和数据记录等应妥善保存归档。

四、评价反馈

反馈可以采取口头、书面、网上等多种形式。目的是让被评价对象知晓评价结果，特别是问题和不足，提出改进的建议。反馈后还要关注被评价对象持续改进的情况，促进培训质量提高。

第六章

培训保障

❖ ---------------------------------- ❖

　　培训保障指培训基地为保障住院医师规范化培训顺利进行所必须提供的支撑条件。

　　培训保障管理是规范各部门在住院医师培训期间的管理职责、管理内容和流程，要求医院党团组织和人事、医政、财务及后勤等部门协同配合。

第一节　党团组织

　　医院党组织要设立住院医师党支部，人数较多的可以成立若干党小组，主要负责对党员的教育、管理、监督和服务；坚持"三会一课"（支部党员大会、支委会、党小组会和党课）制度，定期召开民主生活会，开展批评和自我批评；培养教育入党积极分子，做好党员的发展和转正工作；党员要按时接转组织关系，定期参加组织生活并缴纳党费，及时向党组织汇报思想和工作情况。

　　医院团组织要设立住院医师团支部，发挥党联系青年的桥梁和纽带作用，协助党组织对团员进行思想政治教育和党的基础知识教育；有计划地做好团员发展工作；及时向党组织推荐优秀团员作党的发展对象；结合工作实际开展团日活动；做好团费收缴工作。

第二节 人事管理

培训基地的住院医师分为委托培训人员和自主培训人员。

委托培训人员是指已与就业单位签订聘用或劳动合同，由就业单位委托培训基地进行培养的培训对象；自主培训人员是指未与就业单位签订聘用或劳动合同，自愿到培训基地参加培训的培训对象。

培训期间，住院医师的人事管理由培训基地和就业单位或劳务派遣单位共同负责，日常管理主要由培训基地和专业基地负责。

落实同工同酬的政策，住院医师的绩效工资根据学历、资历、工作和考核情况，由培训基地参照所在基地同类人员水平发放。

一、委托培训人员的人事管理

委托培训人员与就业单位签订聘用合同或劳动合同，占就业单位岗位，人事档案按就业单位的有关规定进行管理。就业单位与培训基地签订委托培训协议，委托培训人员在培训结束后回原就业单位工作。

委托培训人员在培训期间，由就业单位负责发放基本工资、国家规定的社会保障等待遇；绩效工资由培训基地发放。

委托培训人员的年度考核由培训基地提出意见，考核定级由就业单位确定，相关考核材料交送就业单位存档。

委托培训人员培训年限计为就业单位工作年限。

二、自主培训人员的人事管理

自主培训人员与培训基地签订培训协议，与培训基地指定的劳务派遣单位签订劳动合同，不占培训基地的岗位；劳务派遣单位与培训基地签订劳务派遣协议。培训结束后，所签协议自动终止，自主培训人员自主择业。

自主培训人员培训期间的劳动报酬、社会保障由劳务派遣单位参照同类人员水平发放和管理，所需经费由国家和市财政承担。其他劳动报酬由培训基地承担。

自主培训人员的年度考核，由培训基地确定考核定级，相关考核材料交送档案存放机构存档。

自主培训人员培训年限计为本人的工作年限。

非北京生源自主培训人员，取得住院医师规范化培训合格证书后，被北京医疗卫生机构聘用的，依据相关规定，可按照当年引进接收非北京生源毕业生的政策办理进京落户手续，到本市基层医疗卫生机构就业者优先办理。

第三节　医政管理

医政管理指培训基地医政部门负责住院医师在培训期间的医师资格考试报名、执业资格登记、执业地点变更和处方权授予等医疗行为的管理。对新入院的住院医师参加执业医师资格考试要进行考前资质审核。培训期间取得《医师资格证书》的住院医师，应当及时申请执业注册；参加培训前已取得《医师执业证书》的住院医师，应当办理变更注册。

培训期间，住院医师按其取得的执业类别，根据培训计划在培训基地不同科室及基层医疗卫生机构轮转，其执业地点和执业范围不受限制。临床、口腔类别的执业医师具有处方权。

医政部门应及时将住院医师执业资格变更等信息通知各轮转科室，定期督查其在临床的依法执业情况。

第四节　财务管理

财务管理指培训基地财务部门根据上级政策和医院文件对与培训有关的项目资金进行依法依规管理。

一、项目资金使用要求

住院医师规范化培训项目经费实行独立核算、专款专用，任何单位和个人不得截留、挤占和挪用。

各项经费使用要严格执行财务预算，按照规定的支出项目、标准、报批流程进行，保证各项支出凭证真实、完整。严禁政策制度规定外的支出或超标支出。

二、项目资金的来源与用途

（一）国家和市财政补助经费

培训基地生均公用定额补助经费，统筹用于培训基地开展培训工作的公用经费补助。

派送委托培训人员的就业单位生均定额补助经费，用于补助委托培训人员就业单位基本经费。

自主培训人员的基本劳动报酬，由国家和市级政府负担，补助标准参照同类同级在职人员标准核定。

（二）培训基地承担的费用

培训基地安排专项资金承担以下费用：

1. 委托培训人员的绩效工资和自主培训人员的其他劳动报酬。

2. 培训基地为改善培训条件安排的建设资金。

3. 基地组织管理、师资培养、住宿条件等经费。

三、项目资金的管理与监督

培训基地、派送委托培训人员的就业单位接到拨付的项目资金，按照《医院会计制度》相关规定，列入"科教项目收入"进行核算；支出时按照相关科目核算。

全科基层实践基地的基层医疗卫生服务机构接到拨付的项目资金，应按照《基层医疗卫生机构会计制度》相关规定，列入"其他收入"中进行核算；支出时按照相关科目核算。实行收支两条线管理的基层医疗卫生服务机构接到市卫生人才中心拨付项目资金，应按照相关规定执行。

四、培训人员基本经费发放管理

委托培训人员的基本工资、津贴补贴、社会保险缴费、住房公积金以及国家法律法规规定的其他费用和福利待遇，由就业单位负责发放和缴纳。

自主培训人员的基本劳动报酬，由市级政府"医疗卫生"类经费承担，拨付至培训基地，再由培训基地拨付至相关劳务派遣单位进行发放。

委托培训人员的绩效工资和自主培训人员的其他劳动报酬由所在培训基地承担，按"同工同酬"的原则负责发放。

培训人员应自付食宿、社会保险和住房公积金个人缴费及其他个人费用。延期培训人员延长培训期间的培训费用由个人承担。

中途退出培训的人员或培训后未在本市医疗卫生机构就业的，个人须缴纳补偿费用，补偿标准参照有关文件执行。

第五节　后勤管理

医院后勤服务部门应协助住院医师办理工资卡、胸卡、学分卡、饭卡、图书借阅证等，开通网络权限，发放工作白衣。

要明确相关部门职责分工和具体办理流程。